Novembre 1893

ANNALES
DE MICROGRAPHIE

SPÉCIALEMENT CONSACRÉES

A LA BACTÉRIOLOGIE

AUX PROTOPHYTES ET AUX PROTOZOAIRES

RÉDACTEUR PRINCIPAL

P. MIQUEL, Docteur en médecine, Docteur ès-Sciences
Chef du Service micrographique à l'Observatoire municipal de Montsouris

SECRÉTAIRES DE LA RÉDACTION

FABRE-DOMERGUE, Docteur ès-Sciences, Directeur adjoint
du laboratoire de Zoologie maritime de Concarneau.

Ed. DE FREUDENREICH, Chef du Service bactériologique
de l'école de laiterie de la Rütli (Berne).

Des essais de désinfection par les vapeurs ammoniacales

Par Ed. de **FREUDENREICH**

PARIS

GEORGES CARRÉ, ÉDITEUR

3, RUE RACINE

DES ESSAIS DE DÉSINFECTION
PAR LES VAPEURS AMMONIACALES

PAR

ED. DE FREUDENREICH

Nous avons récemment rendu compte ici, même (v. ces *Annales*, 1893, p. 298), d'un travail de M. von Rigler dans lequel cet auteur préconisait, pour la désinfection des locaux, l'emploi des vapeurs ammoniacales. Le procédé était des plus simples : il laissait évaporer pendant quelques heures de l'ammoniaque liquide dans de larges vases, 1 kilo par 100 mètres cubes environ. Les résultats étaient merveilleux, car même les spores charbonneuses étaient tuées en peu de temps, en 3 heures quand elles étaient enveloppées dans des linges secs et en 8 heures quand elles étaient enveloppées dans des linges humides. Les meubles et les étoffes ne souffriraient, en outre, aucunement de ce mode de désinfection. J'ai cependant constaté que des vapeurs très concentrées et à doses élevées (en vases clos) attaquent les vernis. Je crois, par conséquent, que ce moyen de désinfection serait difficilement applicable là où il y aurait des tableaux de valeur ou des vernis très délicats ; mais pour la désinfection de hangars, de wagons de marchandises, d'écuries, etc., un procédé de désinfection aussi simple et actif devrait être considéré comme un réel progrès dans la pratique de la désinfection. Aussi ai-je voulu répéter ces expériences, en me promettant de faire une étude complète de ce désinfectant, si le résultat des expériences préliminaires devait m'y encourager. Je regrette de devoir avouer que les expériences instituées à cet égard ont été loin de répondre à mon attente et qu'elles ont même eu des résultats absolument contraires, à certains égards, à ceux annoncés par M. von Rigler, et cela, sans que je puisse en fournir l'explication, car les expériences de cet auteur paraissent avoir été conduites d'une façon irréprochable. C'est bien aussi pourquoi je les avais analysées pour les lecteurs de ces *Annales*. Cela tient-il à un degré de résistance moindre des microorganismes employés par M. von Rigler? Je ne puis en juger, mais voici les résultats :

I. — *Expériences pratiquées dans une chambre*

On se rappelle que M. von Rigler avait choisi une chambre d'une contenance de près de 100 mètres cubes, dans laquelle il avait suspendu des fils imprégnés de cultures. La quantité d'ammoniaque liquide mise en expérience avait été de 1 kilo, versée dans des vases plats et larges. Sur cette quantité 450 centimètres cubes s'étaient évaporés en 8 heures. Dans une première expérience, je me suis servi d'une petite chambre cubant 12,5 mètres et j'y plaçai un vase large et plat dans lequel je versai d'abord 1/2 kilo, puis, après quelques heures, une seconde fois 1/2 kilo d'ammoniaque liquide. J'essayai l'action de ces vapeurs sur trois microorganismes; le *Staph. pyog. aureus*, la spore charbonneuse et le *Tyrothrix tenuis* de Duclaux, doué, comme on le sait, d'une grande vitalité, puisque, d'après M. Duclaux, ses spores résistent pendant 1 minute à 120 degrés. Des morceaux de papier joseph trempés dans des cultures de ces microbes étaient placés dans des boîtes de verre par terre et à 1/2 mètre de hauteur. Le couvercle des boîtes était soulevé de façon à protéger les morceaux de papier contre les poussières de l'air sans empêcher l'accès des vapeurs ammoniacales. Après 1, 3, 6, 9 et 24 heures on ensemençait un morceau de papier dans du bouillon. Quelques morceaux de papier imprégnés de spores charbonneuses avaient aussi, comme dans les expériences de M. Rigler, été enveloppés dans un linge. Ceux-ci furent ensemencés dans le bouillon après 24 heures. On ensemençait, chaque fois, deux ballons avec un morceau de papier de chaque catégorie. Tous les ballons ensemencés ainsi, sauf un, se peuplèrent avec les microorganismes inoculés. Le ballon resté stérile était l'un des deux ballons ensemencés avec le papier d'*aureus* exposé pendant 24 heures aux vapeurs ammoniacales. L'autre ballon, au contraire, donna une culture d'*aureus*. Ainsi, dans cette expérience, les vapeurs ammoniacales se montrèrent absolument impuissantes pour désinfecter les papiers imprégnés de cultures de ces trois microorganismes, et cependant, étant donnée la grandeur du local, j'avais employé une bien plus grande quantité du désinfectant que M. von Rigler. L'ammoniaque liquide employé était en solution de 22,39 p. 100 (liq. amm. caust. concentr. puriss. du poids spéc. de 0,918). Après l'expérience, le titrage accusa 1,24 p. 100, dont 1,21 p. 100 d'ammoniaque libre et 0,03 p. 100 de carbonate d'ammoniaque (action de l'acide carbonique de l'air). Environ 400 centimètres cubes du liquide s'étaient évaporés.

Pensant que la divergence des résultats tenait peut-être à ce que M. von Rigler avait ensemencé ses fils de soie dans des plaques de gélatine, milieu moins favorable à la revivification des germes que le bouillon, je fis encore une plaque avec de la gélatine dans laquelle j'agitai un morceau de papier charbonneux soumis pendant 24 heures aux vapeurs ammoniacales. La plaque donna après quelques jours une immense quantité de colonies de bactéridies charbonneuses.

Une seconde expérience fut faite dans une autre chambre de 50 mètres cubes. Bien que M. von Rigler eût dit que cela n'était pas nécessaire, je bouchai cette fois-ci le trou de la serrure et les fentes avec du coton et des linges ; la fenêtre était une simple lucarne et fermait bien, en sorte qu'il ne pouvait y avoir de perte appréciable de gaz. En outre, j'employai dans cette expérience un litre (un peu moins d'un kilo) d'un liquide encore plus concentré, du poids spécifique de 0,890, contenant 31,75 p. 100 d'ammoniaque. C'est une des solutions les plus concentrées que l'on puisse obtenir dans le commerce. Aux spores charbonneuses, au bacille du typhus et au staphylocoque doré je joignis encore le microcoque du lait filant décrit par M. Guillebeau ici même. (V. ces *Annales*, 1892, p. 225.)

L'ensemencement des papiers exposés aux vapeurs ammoniacales qui avaient été séchés préalablement pendant quelques heures à 25°-30° fut pratiqué après 1, 3, 6, 9 et 24 heures.

Le résultat fut tout aussi nul que dans l'expérience précédente. Tous les ensemencements pratiqués chaque fois dans deux ballons de bouillon donnèrent des résultats positifs et aucun des 4 microbes employés ne fut tué même après 24 heures. La quantité de liquide évaporée a été dans cette expérience de 400 centimètres cubes environ. Pendant la première partie de l'expérience surtout, l'odeur des vapeurs était très pénétrante et un séjour un peu prolongé dans la chambre de désinfection eût été impossible. Cependant, ainsi que M. von Rigler l'a remarqué, on peut sans peine y pénétrer pour chercher les papiers ou les fils de soie destinés à l'ensemencement.

Je continuai les expériences avec des doses considérablement plus fortes d'ammoniaque ; mais, comme cela eût présenté quelques inconvénients de laisser évaporer dans une chambre d'une maison habitée des 10 et 20 litres d'ammoniaque, je me servis d'une caisse cubant 1/2 mètre carré et fermant parfaitement. Je fis deux expériences, l'une avec 100 centimètres cubes et la seconde avec 200 centimètres cubes d'ammoniaque liquide titrant, comme dans l'expérience précédente, 31,75 p. 100. Les quantités employées correspondaient à 200 et 400 centimètres cubes par mètre cube, soit à 20 et 40 litres pour une pièce de 100 mètres cubes. Les microorganismes employés dans ces expériences furent le bacille typhique, le staphylocoque doré, le micrococcus du lait filant, et un micrococque non encore décrit qui a la propriété de cailler le lait comme les ferments lactiques, mais en le rendant en même temps très amer. Les papiers imprégnés du bouillon de culture du microbe du lait filant furent ensemencés dans du lait, l'état visqueux qu'acquiert le lait fournissant dans la suite la preuve de la pureté de la culture ; les autres papiers furent, après l'exposition aux vapeurs ammoniacales, ensemencés chaque fois dans 2 ballons ; en cas de résultat positif, la pureté de la culture était contrôlée au microscope.

Le temps d'exposition fut, dans la première de ces expériences, de 3, 6, 8 et 24 heures. Aucun de ces organismes ne fut tué. L'évaporation fut de 42 centimètres cubes sur les 100 qui avaient été versés dans un vase plat. Celui-ci était placé au fond de la caisse ; les papiers se trouvaient sur un tabouret.

Dans la seconde expérience (200 centimètres cubes), le temps d'exposition fut de 8, 24 et 48 heures. Il est à noter que les papiers imprégnés de la culture du lait filant étaient les mêmes que ceux qui avaient servi dans l'expérience précédente ; ils avaient donc déjà subi pendant 24 heures l'action des vapeurs de 100 centimètres cubes d'ammoniaque liquide (31,75 p. 100) dans un espace de 1/2 mètre cube. Le staphylocoque doré, le micrococque du lait filant et celui du lait amer donnèrent des cultures dans tous les ballons ensemencés, même après 48 heures d'exposition aux vapeurs ammoniacales. Le bacille typhique résista facilement 8 heures. Après 24 heures il y eut un retard de croissance ; l'un des ballons ensemencés avec les papiers ne se troubla que le surlendemain de l'ensemencement, le second plus tard encore. Après 48 heures, les ensemencements restèrent stériles. Dans cette expérience 100 centimètres cubes s'étaient évaporés.

Il résulterait de ces différentes expériences que même une dose de 400 centimètres cubes, par mètre cube, soit 40 litres pour une pièce de 100 mètres cubes est insuffisante pour assurer la désinfection ; après 48 heures celle-ci n'atteindrait encore que les microbes les moins résistants.

II. — *Expériences en vases clos*

Pendant que je faisais les premières expériences dans des chambres de 12 1/2 et 100 mètres cubes, j'avais pratiqué un certain nombre d'expériences en vases clos avec l'ammoniaque liquide dont je m'étais servi au début et qui titrait 22,39 p. 100 et avait un poids spécifique de 0,918. Je pouvais ainsi employer des doses proportionnellement plus fortes du désinfectant et arriver à fixer la quantité nécessaire pour tuer les microbes mis en expérience.

Dans des ballons d'un litre, fermés par un bouchon de caoutchouc auquel était suspendu par un fil un petit panier de toile métallique à mailles assez larges, je versai, dans une première série d'expérience ayant pour objet les spores charbonneuses, 5 et 10 centimètres cubes d'ammoniaque liquide et, dans une seconde série d'expériences ayant le bacille typhique et le staphylocoque doré pour objet, 2 centimètres cubes, 1/10 et 1/20 de centimètre cube seulement d'ammoniaque, après avoir placé dans le petit panier les morceaux de papier imprégnés de cultures ou d'une émulsion de spores charbonneuses. A des intervalles divers, je retirais du panier 2 petits papiers avec une pincette stérilisée et je les ensemençais dans 2 ballons de bouillon.

Les doses d'ammoniaque employées dans ces expériences sont donc considérablement plus élevées que dans les précédentes, du moins celles de 2,50 et 10 centimètres cubes. Elles correspondent à 2,5 et 10 litres par mètre cube, au lieu de la dose de 10 grammes par mètre cube employée par M. von Rigler. Pour une pièce de 100 mètres cubes ces doses reviendraient à 200, 500 et 1,000 litres.

Les papiers étaient mis en expérience tantôt après dessiccation préalable, tantôt encore humides, immédiatement après avoir été plongés au sein des cultures, dans l'idée qu'ainsi l'action de l'ammoniaque serait plus caustique. Les ballons furent tenus en partie à 25°, en partie à 37°. Les tableaux suivants donnent les résultats de ces diverses expériences. Le signe + indique que les papiers ensemencés ont donné une culture ; le signe — indique l'absence de croissance.

a. *Spores charbonneuses.*

1° Ballon de 1 litre. 5 centimètres cubes d'ammoniaque liquide. Papiers secs. Température : 25 degrés.

Après 3 heures : —
» 8 » +
» 24 » +
» 48 » rien dans l'un des deux ballons ; dans l'autre croissance faible au début, belle plus tard.

Donc, même après 48 heures, la stérilisation n'était pas

sûre dans cette expérience. Le résultat négatif de l'ensemencement après 3 heures (on n'avait dans ce cas ensemencé qu'un seul ballon) est manifestement fortuit. Peut-être le papier ne s'était-il pas bien imprégné de spores.

2° Ballon de 1 litre. 5 centimètres cubes d'ammoniaque liquide. Papiers humides. Température : 25 degrés.

Après 2 h. 1/2 : +
  »   5 heures : +
  »   8   »   +
  »   24   »   + (1) au début croissance faible.
  »   48   »   +

L'influence de l'humidité paraît ici être nulle, vu que les résultats de cette expérience ne diffèrent pas de ceux de la précédente, sauf qu'ici les spores n'étaient jamais tuées même après 48 heures.

3° Ballon de 1 litre. 10 centimètres cubes d'ammoniaque liquide. Papiers secs. Température : 25 degrés.

Après 3 heures : +
  »   6   »   +
  »   8   »   +
  »   24   »   +

4° Ballon de 1 litre. 10 centimètres cubes d'ammoniaque liquide. Papiers humides. Température : 25 degrés.

Après 3 heures : +
  »   6   »   +
  »   8   »   + retard d'un jour dans l'un des ballons.
  »   24   »   +
  »   48   »   —

5° (2) Ballon de 1 litre. 10 centimètres cubes d'ammoniaque liquide. Papiers secs. Température : 37 degrés.

---

(1) Les papiers étant à ce moment secs, on les humecte avec quelques gouttes d'eau stérilisée.

(2) Les papiers employés dans les expériences 5 et 6 avaient déjà été exposés aux vapeurs ammoniacales, pendant 24 heures, dans une chambre, mais à des doses plus faibles (1re expérience).

Après 3 heures : 1.
 » 6 » Infection fortuite du bouillon (1) par un *bacillus subtilis*.
 » 24 » —

6° Même expérience que n° 5, mais à la température de la chambre.

Après 24 heures : —
 » 48 » —

Il résulte de ce qui précède que, même à ces doses exagérées, doses 500 et 1,000 fois plus fortes que celles indiquées par M. von Rigler, les spores charbonneuses résistent toujours 8 et, le plus souvent, 24 heures. Avec 5 centimètres cubes d'ammoniaque liquide elles résistent même 48 heures et peut-être plus, les expériences n'ayant pas été prolongées au-delà de ce terme. Avec 10 centimètres cubes elles résistent aussi 24 heures, sauf quand, comme dans les expériences 5 et 6, elles ont déjà été exposées à l'action des vapeurs ammoniacales de 1 litre d'ammoniaque liquide dans une chambre d'environ 12 mètres cubes. Il est à remarquer, en outre, que, dans l'expérience 5, l'action des vapeurs ammoniacales a été renforcée par la température de 37 degrés.

Les spores employées n'étaient cependant pas particulièrement résistantes. Elles supportaient l'action de l'eau bouillante pendant 1 et 2 minutes, mais non pendant 5 minutes.

b. Bacille typhique et staphylocoque doré.

Avec ces microorganismes moins résistants, les résultats furent meilleurs.

1° Ballon de 1 litre. 10 centimètres cubes d'ammoniaque liquide. Papiers secs.

Bacille typhique.		Staphylocoque doré.	
Après 1 heure : —		Après 1 heure : —	
» 2 heures : —		» 2 heures : —	
» 3 » —		» 3 » —	
» 8 » —		» 8 » —	
» 24 » —		» 24 » —	

---

(1) N'ayant pas eu d'animal d'expérience sous la main à ce moment, il ne me fut pas possible de constater par une inoculation si le liquide ensemencé contenait aussi des bactéridies charbonneuses.

Ici déjà après une heure le bacille typhique et le staphylocoque doré étaient tués.

2° Ballon de 1 litre. 2 centimètres cubes d'ammoniaque liquide. Papiers humides.

Bacille typhique.	Staphylocoque doré.
Après 1 heure : —	Après 3 heures : —
» 4 heures : —	» 6 » —
» 6 » —	» 24 » —
» 24 » —	

3° Ballon de 1 litre. 2 centimètres cubes d'ammoniaque liquide. Papiers secs.

Bacille typhique.	Staphylocoque doré.
Après 3 heures : —	Après 3 heures : —
» 6 » —	» 6 » —
» 24 » —	» 24 » —

Dans une autre expérience, toutefois, le staphylocoque fut trouvé vivant encore après 3 et 6 heures.

A la dose de 10 centimètres cubes par litre, les vapeurs ammoniacales tuent donc encore rapidement le bacille typhique et le staphylocoque doré. Une dose de 2 centimètres cubes tue le bacille typhique, mais pas toujours le staphylocoque, qui, exceptionnellement, a résisté 6 heures. De telles doses seraient, toutefois, inapplicables dans la pratique, puisqu'elles correspondraient à 2 et 10 litres par mètre cube. Encore ne seraient-elles pas suffisantes pour tuer les microbes résistants doués de spores comme la bactéridie charbonneuse.

Nous avons vu plus haut que, dans une caisse de un demi-mètre cube, le bacille typhique et le staphylocoque doré résistaient à la dose de 200 centimètres cubes d'ammoniaque, soit 400 centimètres cubes par mètre cube.

En vase clos, des doses de 1/10 et de 1/20 de centimètre cube, correspondant à 50 et 100 centimètres cubes par mètre cube se sont montrées douées d'une certaine efficacité.

Ballon de 1 litre. 1/10 de centimètre cube d'ammoniaque liquide. Papiers humides.

Staphylocoque doré.

Après 1 heure : +
»   3 heures : + avec retard de croissance dans un ballon.
»   8   »   —
»   24   »   —

Ballon de 1 litre. 1/20 de centimètre cube d'ammoniaque liquide.

Bacille typhique.		Staphylocoque doré.	
Après 6 heures : +		Après 6 heures : +	
» 8 »	+ dans 1 seul ballon sur deux.	» 8 »	+
» 24 »	—	» 24 »	+
» 48 »	+ dans 1 ballon ensemencé av. plusieurs papiers.	» 48 »	+ avec retard de croissance dans un ballon.

Bien que, dans ces deux dernières expériences, l'ammoniaque liquide ait titré 22,39 p. 100 au lieu de 31,75 p. 100, comme dans les expériences avec la caisse, des doses moindres, savoir : 50 et 100 centimètres cubes par mètre cube, se sont montrées efficaces jusqu'à un certain degré, tandis que dans la caisse 200 et 400 centimètres cubes par mètre cube n'avaient pas d'action désinfectante. Cela tient évidemment à ce que dans des ballons de petite capacité les papiers se trouvent plus près des vapeurs développées, et aussi au fait qu'aucune déperdition n'est possible. Dans la pratique, évidemment, il faudrait se diriger d'après les résultats obtenus avec la caisse, qui réalise mieux les conditions que l'on sera appelé à rencontrer dans la désinfection des locaux. Or, si l'on tient compte des résultats exposés plus haut, il est manifeste que les vapeurs ammoniacales ne pourront guère être utilisées comme désinfectant ainsi que le faisaient espérer les expériences de M. von Rigler, attendu qu'il faudrait employer des quantités par trop encombrantes d'ammoniaque liquide.

Tours. — Imprimerie DESLIS FRÈRES